CHOLÉRA-MORBUS.

CONTAGION PESTILENTIELLE.

PRÉSERVATIFS.

Par le Docteur Martin de St-Genis,

AUTEUR DU MANUEL PRÉSERVATIF ET CURATIF DE
LA PESTE.

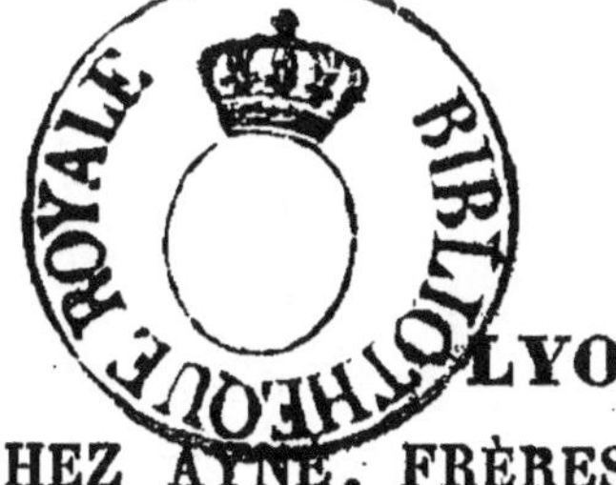

LYON,

CHEZ AYNÉ, FRÈRES IMP.-LIBRAIRES,

PLACE BELLECOUR, Nº 22.

1831.

CHOLÉRA-MORBUS.

CONTAGION PESTILENTIELLE.

Tous les esprits sont préoccupés du Choléra-morbus. Ce nom effraie toutes les nations; un pressentiment sinistre est dans tous les cœurs; jamais peste n'a produit autant d'alarme et d'inquiétude. Et pourquoi? C'est que cette maladie règne depuis douze ans sans interruption, qu'elle parcourt les régions les plus éloignées, que sa marche paraît gigantesque et surnaturelle; les mers les plus vastes, les montagnes les plus élevées, les déserts arides, les climats divers, les températures les plus variées de l'atmosphère, rien ne l'arrête; enfin, c'est que l'Europe entière est dans l'agitation et sous les armes.

Donner des idées fixes sur le Choléra-morbus d'Europe, maladie connue depuis longtemps, signaler le nouveau Choléra-morbus d'après ses symptômes, donner quelques notions sur cette dernière maladie au public, pour la reconnaître de suite, si malheureusement il venait à en être infecté, indiquer les préservatifs et quelques remèdes curatifs, voilà le but de ce petit ouvrage.

Le Choléra-morbus d'Europe est une évacuation abondante, par l'anus, de matières excrémentielles, bilieuses, liquides, plus ou moins fétides, avec vomissement considérable de matières bilieuses, jaunes, verdâtres, douleur fixe et vive à l'estomac, coliques, tranchées, tension du ventre, soif, fièvre, prostration des forces, visage décomposé, défaillance, hoquet, sueur froide, pouls petit, concentré, fétidité des matières vomies, fonte générale du corps en peu de jours, maigreur rapide et extrême, crampe dans les extrémités. Cette maladie règne quelquefois en été et en automne, comme les autres maladies propres à chaque saison : elle est aiguë, et fait périr le malade en peu de jours, et le plus ordinairement mortelle.

Le nouveau Choléra morbus a été jusqu'à ce moment l'objet de beaucoup de recherches et d'autopsies cadavériques, et malheureusement son principe n'en est pas plus connu, et tous les remèdes employés inutiles ou au moins douteux.

D'après *Moreau de Jounes*, (1) le symptôme principal du Choléra-morbus consiste dans des vomissemens et déjections alvines abon-

---

(1) Qui vient de donner un ouvrage précieux sur cette maladie.

dantes d'un fluide aqueux sans saveur et sans odeur ; ces évacuations sont précédées d'un sentiment de plénitude et de douleurs dans l'estomac, gonflement de l'abdomen, envie pénible d'aller à la selle ; elles sont accompagnées d'oppression, constriction du cœur, soif et chaleur interne. Les symptômes qui suivent ou qui ont lieu en même temps sont des crampes violentes aux doigts, aux orteils, aux poignets, aux bras, aux jambes, aux cuisses, à l'abdomen et aux parties inférieures de la poitrine. Diminution uniforme de l'action du cœur et des artères ; le pouls devient insensible aux poignets et aux tempes ; la respiration est laborieuse et entrecoupée ; pâleur et refroidissement du corps ; sueur froide, nuance plombée, bleuâtre, pourpre et livide de la peau ; figure effarée, abattue, consternée ; yeux fixes, vitrés, enfoncés dans leurs orbites ; lèvres pourpres ou livides ; ongles d'une teinte bleuâtre ; bouche sèche et aride ; langue blanche ou bleuâtre, tremblante ; voix basse et dure.

Il y a subitement une grande prostration des forces, les mains tremblent, le malade ne peut marcher, il devient faible, et tombe s'il n'est pas soutenu.

Dans les sujets d'une constitution faible, et

lorsque la maladie est violente, la mort est prompte : la circulation et la chaleur du corps ne peuvent se rétablir; les spasmes, les vomissemens et les autres évacuations alvines se renouvellent souvent; la soif est inextinguible; l'affaiblissement rapide; le malade est froid comme un cadavre; il cesse de vivre par degrés insensibles, ou une suite de spasmes l'emporte quelquefois au bout d'une heure, mais le plus souvent après quatre, six ou douze heures de maladie; suivant que le virus est plus ou moins concentré et abondant, et qu'il agit sur différens et plusieurs points de la surface de l'estomac et des intestins et la constitution du sujet, le développement des symptômes, leur marche et leur intensité varient, et la mort plus ou moins prompte.

Le fluide des déjections est aqueux et transparent, blanchâtre ou légèrement cendré; quelquefois il est vert obscur, mêlé de nuances, sa saveur est acide. L'absence de la bile dans le canal alimentaire est un des caractères spéciaux de la maladie. La quantité des déjections est prodigieuse; elle semble plus grande que celle de la masse des fluides du corps humain. Les spasmes sont quelquefois si violens qu'il faut plusieurs hommes pour contenir le malade.

Un sommeil profond, une forte transpiration sont les signes d'une crise heureuse.

D'après l'autopsie cadavérique, le canal intestinal est pâle, mollasse, enflé d'air et rempli d'une quantité étonnante de fluide blanchâtre ou trouble; l'estomac est contracté, sa substance dure et souvent épaissie; il est vide ou rempli d'un fluide de couleur et de consistance diverses, il présente des ulcérations ou des taches rouges qu'on trouve aussi quelquefois dans les intestins.

Le foie présente des congestions, des inflammations, et, en général, une couleur plus sombre qu'à l'ordinaire. Les autres organes nécessaires à la vie semblent n'avoir été affectés que sympathiquement.

La particularité la plus frappante de l'état des organes internes est l'existence dans les intestins d'une substance argileuse qui tapisse leur surface interne. L'ensemble des symptômes que je viens de décrire est le même dans les Choléra-morbus qui ont régné dans différens pays et dans différentes saisons; donc le principe est le même.

On a observé que les femmes et les enfans sont moins sujets à prendre cette maladie et qu'ils guérissent plus facilement.

Quand le Choléra-morbus reparaît dans un

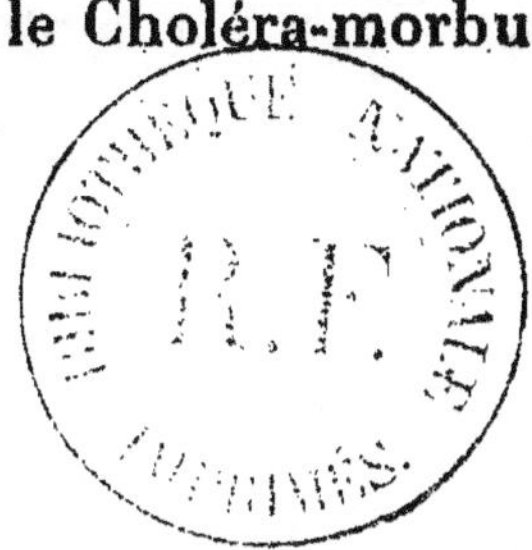

lieu quelconque, il est moins meurtrier ; il attaque rarement deux fois le même individu, à la manière des pestes. Les localités, la température de l'air et des saisons n'apportent aucun changement dans l'action du virus cholérique ; les symptômes de cette maladie ont la plus grande ressemblance avec ceux de l'empoisonnement avec des substances corrosives, ce qui prouve la malignité de ce virus et l'insuffisance des remèdes employés jusqu'à ce jour.

Cette maladie présente plusieurs symptômes qui lui sont communs avec le Choléra-morbus d'Europe, ce qui lui en a fait donner le nom ; mais il en diffère essentiellement en ce qu'il est contagieux et qu'il se communique à la manière de la peste.

Les maladies contagieuses forment une classe de maladies sur lesquelles il importe d'avoir des idées exactes pour employer les moyens préservatifs et curatifs. Le mot contagion dérive du mot contact, toucher : c'est donc par le contact que ces maladies doivent se communiquer ; et comment peuvent-elles se communiquer par le contact ? Elles ne le peuvent qu'à l'aide de miasmes ou petits corpuscules morbifiques qui s'introduisent de différentes manières dans le corps humain vivant, et toujours d'après le contact plus ou moins immédiat. Ces miasmes flottent dans l'atmosphère des malades, ou adhèrent aux hardes, marchandises, meubles, etc.

Ces miasmes sont de différente nature et produisent des maladies différentes : chaque virus produit celle qui lui est propre ; le virus psorique produit la gale, le variolique la petite vérole, le virus pestilentiel la peste. Il ne faut donc pas confondre les maladies contagieuses avec celles qui proviennent de la nature de l'air, dans les différentes saisons. Celles-ci forment les maladies épidémiques, telles que les fièvres intermittentes, automnales et endémiques. Voilà donc la distinction bien établie entre les maladies contagieuses et épidémiques, et qu'il était important de bien faire connaître, parce que l'on confondait généralement ces deux classes de maladies.

Voyons maintenant par quelles voies les maladies contagieuses se communiquent. Pour que la contagion s'établisse, il faut que les miasmes contagieux soient mis en contact avec quelques parties du corps vivant : les voies d'introduction de ces miasmes sont : la peau, la respiration, la déglutition.

Chaque espèce de miasme produira la maladie qui lui est propre : le miasme variolique produira la variole, le psorique la gale, le miasme pestilentiel produira la peste. Cette dernière maladie présente toujours beaucoup de variétés dans ses symptômes, ce qui a établi différentes espèces de peste et, en dernier lieu, le Choléra-morbus. qui n'est réellement que la peste, ainsi que la fièvre jaune. Ces différences ne dépendent que des parties infectées ; si les miasmes contagieux ont été introduits par la respiration, le poumon sera principalement affecté ; cette espèce de peste présentera des symptômes particuliers, tels que le crachement de sang, la difficulté de respirer, le point de côté. Si les miasmes, à l'aide de la respiration, ont affecté la membrane qui tapisse l'intérieur du nez et, par suite, les nerfs olfactifs et le cerveau, cette peste présentera des morts subites, et ne laissera apercevoir sur le cadavre aucune trace. Si le venin a été introduit par la peau, la maladie présentera des taches, des pétéchies, des charbons, des bubons, symptômes les plus ordinaires de la peste. Enfin, si les miasmes contagieux ont été introduits par la déglutition, ils affecteront principalement l'estomac, les intestins et, par suite, les autres viscères du bas-ventre, ils produiront les évacutions alvines abondantes, les vomissemens, les douleurs d'entrailles et les autres symptômes du Choléra-morbus. Cette dernière maladie est d'autant plus grave qu'elle affecte des parties essentielles très-irritables, et chez lesquelles l'inflammation produit facilement la gangrène ; de là, les morts promptes et l'insuffisance des remèdes.

Les remèdes qui ont été employés dans différens pays sont nombreux ; il serait trop long de les faire connaître : leur inutilité les a fait rejeter, le charlatanisme seul les préconise. Je dirai seulement qu'on a employé les sudorifiques, l'opium, la saignée, le quinquina, des préparations mercurielles, les bains chauds, les bains froids, les frictions sèches ou spiritueuses, les cautères, les vésicatoires, des infusions variées, le camphre. Tous ces remèdes ont présenté le même doute sur leur efficacité ; ils ne peuvent donc être considérés que comme remèdes auxiliaires.

Le virus cholérique étant d'une nature particulière et très-maligne, ne pourra être dompté que par une substance qui, se combinant avec lui, le neutralisera. Il pourrait être comparé au virus qui produit le charbon chez le bœuf, et qui attaque l'homme par le contact. Ce spécifique est encore à trouver ; l'analyse chimique, les observations microscopiques solaires, le hasard enfin pourront peut-être nous conduire à cette découverte. Sans ce secours, cette affreuse maladie résistera à tous les remèdes, et ne cessera qu'après avoir ravagé le monde entier, et après s'être épuisée, comme un incendie qui ne s'éteint que lorsqu'il manque de combustibles.

Il faut le dire, ce qu'il y a encore de désespérant dans cette maladie, c'est que les principes constituant ce virus se reproduisent à la manière des molécules organiques, par la décomposition des corps qui lui servent de matrice pour sa multiplication.

Dans cette cruelle situation, il ne reste donc de salut que dans la séquestration de ce virus, comme moyen préservatif général, Les préservatifs particuliers doivent être aussi employés avec soin, tels que l'isolement, ne rien toucher de contaminé, se tenir hors de l'atmosphère du malade, bien aérer les appartemens, établir, autant que possible, des courans d'air, laver souvent les chambres des malades, les hardes et linges, faire des fumigations de différentes espèces et très-concentrées, ne respirer qu'à travers une gaze d'un tissu serré des odeurs fortes, ne jamais avaler sa salive, surtout dans le Choléra-morbus, lorsqu'on est dans la chambre des malades.

user souvent de gargarismes aiguisés de vinai-
gre ou d'eau-de-vie, ne point user de tabac
en prises, cracher et moucher souvent, vivre
sobrement, changer de vêtemens, linges et
draps de lit, porter habituellement des gants
qu'il faudra laver ou changer souvent, user
modérément de vins, liqueurs et épices qui
irritent trop l'estomac et les intestins, mâcher
du tabac, fumer, ne jamais avaler sa salive,
se couvrir d'un masque bien verni et dont
les ouvertures du nez et de la bouche soient
fermées par une gaze serrée, et le laver de
temps en temps. Si, par état, on est obligé
de visiter les malades ou de les secourir, il faut
se vêtir d'une grande redingote de toile cirée
ou de taffetas gommé qu'on aura soin de laver
chaque jour avec une éponge imbibée d'eau.
Il faut que la redingote soit avec un capuchon
pour bien couvrir la tête, et porter des sabots,
les laver plusieurs fois par jour.

Le Choléra-morbus doit donc être regardé
comme une des pestes les plus terribles,
puisque les remèdes employés jusqu'à ce jour
ne produisent aucun effet, et qu'on déses-
père d'en trouver d'efficace; il ne reste donc
pour la combattre que de l'isoler en la sé-
questrant dans les pays qu'elle ravage, et
partout où elle se présente; ce moyen est

infaillible puisqu'elle ne se communique que par le contact.

Ce moyen est-il facile à employer dans ce moment où l'état politique de l'Europe réunit sur toutes les frontières des masses d'hommes armés qui établissent la confusion, le désordre et la misère, conducteurs favorables à cette maladie? Dans cet état de choses, les cordons sanitaires deviennent inutiles ou insuffisans; il faut donc que les puissances, connaissant mieux leurs intérêts, et obéissant enfin à la nécessité, s'ils ne veulent écouter les cris de l'humanité, désarment, fassent rentrer dans leurs foyers tous les militaires; qu'on établisse des lazarets pour purifier les bagages militaires, mettre en quarantaine tous les soldats avant de les renvoyer dans leur patrie; établir des cordons sanitaires doubles et triples au besoin, et surtout surveiller les douanes frontières du pays ou règne la maladie, pour s'opposer rigoureusement à la contrebande, et sous des peines capitales; par ce moyen on pourra peut-être maîtriser ce cruel ennemi, et le vaincre avec le temps.

Je n'ai point eu l'intention de donner un ouvrage complet sur le Choléra-morbus contagieux, mais de présenter au public un précis sur cette maladie; il trouvera dans l'ouvrage intitulé *Manuel préservatif et curatif de la Peste*, par le même auteur, toute l'instruction nécessaire, si malheureusement nous étions atteints de la peste.

Dans cet ouvrage, l'auteur fait connaître toutes les espèces de peste décrites jusqu'à nos jours; il donne les moyens préservatifs et curatifs qui ont eu quelques succès; il instruit le public pour qu'il ne s'oppose pas (ainsi que cela vient d'arriver dans plusieurs villes ,) aux moyens sanitaires ordonnés par les magistrats pour le salut de tous, lesquels moyens sont les mêmes pour le Choléra-morbus pestilentiel.

Dans ce traité, les villes et les villages, les campagnes, les magistrats, les médecins, les ecclésiastiques, le public en général et chaque personne en particulier, ainsi que les différentes commissions sanitaires trouveront les documens nécessaires pour la conduite à tenir, et les proclamations à faire dans de si calamiteuses circonstances.

Il se trouve chez le même libraire où se vend cet opuscule.

LYON. IMPRIMERIE DE D. L. AÎNÉ, RUE DE L'ARCHEVÊCHE.

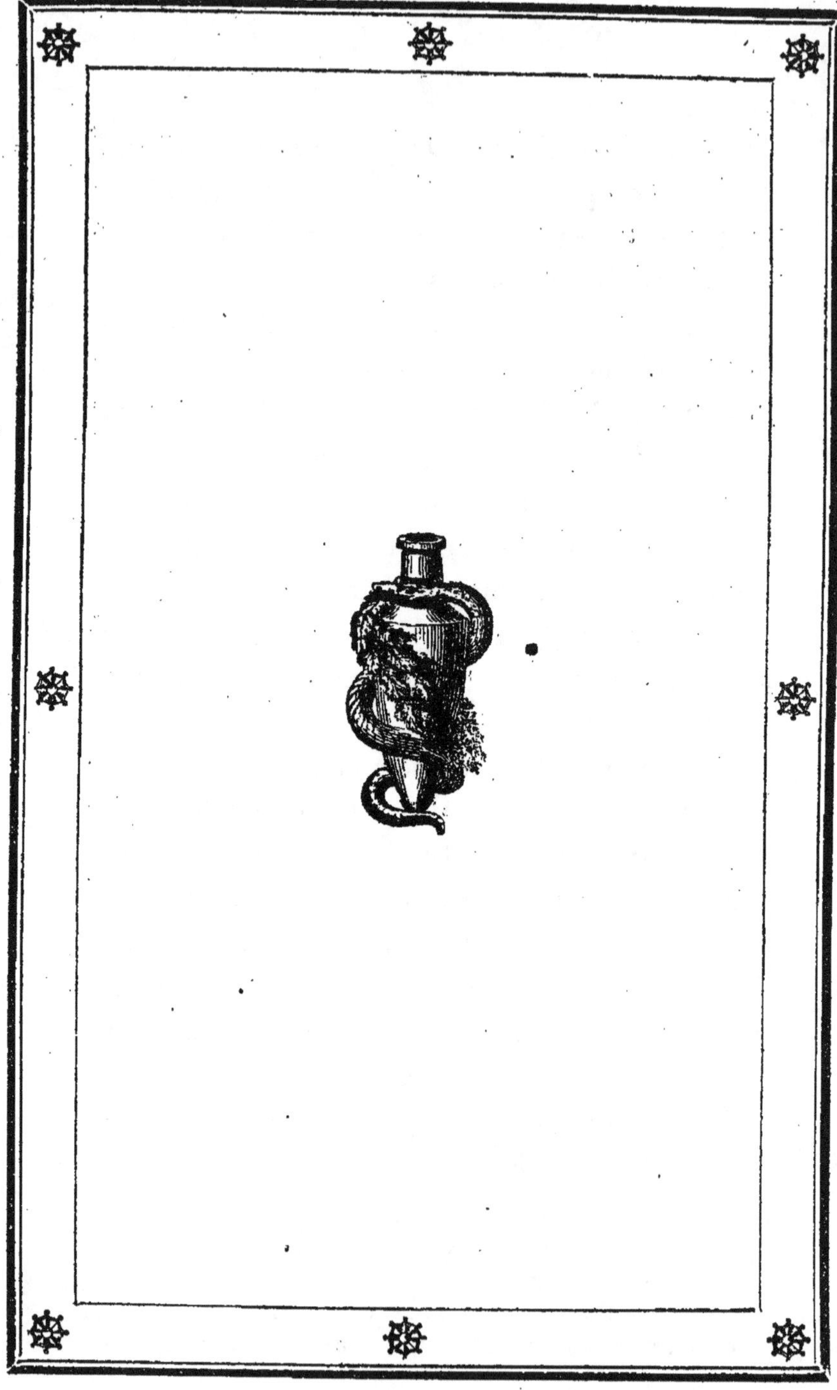